BEI GRIN MACHT SICH IHR WISSEN BEZAHLT

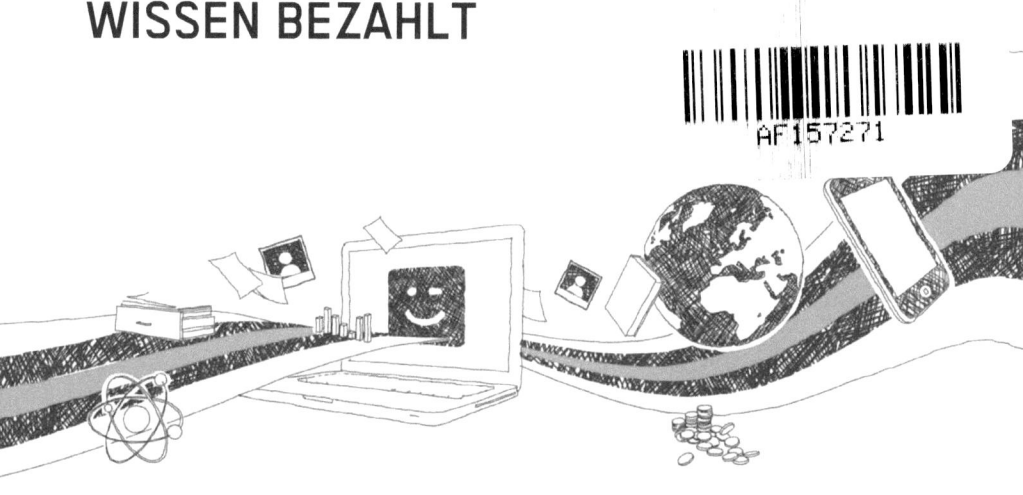

AF157271

- Wir veröffentlichen Ihre Hausarbeit, Bachelor- und Masterarbeit

- Ihr eigenes eBook und Buch - weltweit in allen wichtigen Shops

- Verdienen Sie an jedem Verkauf

Jetzt bei www.GRIN.com hochladen und kostenlos publizieren

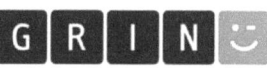

Bibliografische Information der Deutschen Nationalbibliothek:

Die Deutsche Bibliothek verzeichnet diese Publikation in der Deutschen National-
bibliografie; detaillierte bibliografische Daten sind im Internet über http://dnb.d-
nb.de/ abrufbar.

Impressum:

Copyright © 2014 GRIN Verlag, Open Publishing GmbH
Druck und Bindung: Books on Demand GmbH, Norderstedt Germany
ISBN: 9783668287938

Dieses Buch bei GRIN:

http://www.grin.com/de/e-book/338982/franchising-im-gesundheitswesen-eine-
wirtschaftliche-option-fuer-unternehmensgruender

Marius Möller, Michael Jarosz

Franchising im Gesundheitswesen. Eine wirtschaftliche Option für Unternehmensgründer?

GRIN Verlag

Hochschule für Angewandte Wissenschaften Hamburg Fakultät für Wirtschaft und Soziales

Dualer Studiengang Pflege

Kurs DS Pflege 11

Modul Fall- und Systemmanagement

Franchising von Gesundheitsdienstleistungen - eine wirtschaftliche Option für Unternehmensgründer?

Michael J. Jarosz

Marius Möller

Inhaltsverzeichnis

1 Einleitung

Unternehmensgründungen spielen in der Wirtschaft eine immer stärkere Rolle. Sie führen unter anderem zum Abbau der Arbeitslosigkeit, können einen Standort attraktiver machen und tragen zur Stärkung der Wettbewerbsfähigkeit bei. Nicht selten scheitern neu gegründete Unternehmen jedoch bereits nach kurzer Zeit, weil viele Gründer Die Komplexität einer Existenzgründung unterschätzen. Um ein selbstständiges Unternehmen zu gründen und Hürden zu meistern wird Fachwissen gefordert (vgl. Corsten, 2002, S. 403). Eine Form der Existenzgründung, die in der Literatur, den Wirtschaftsverbänden und in der Politik als relativ risikoarm und daher als möglicher Ausweg aus der Beschäftigungskrise bezeichnet wird ist das Franchising, welches in den letzten Jahren ein erstaunliches Wachstum verzeichnen konnte (vgl. Ahlert et al., 2005). Franchising ist mittlerweile in vielen Bereichen der Wirtschaft kaum mehr weg zu denken. Ob McDonalds, Burger King, OBI, Schülerhilfe oder das Reformhaus - in jedem Sektor gibt es bekannte Beispiele für diese Form der Unternehmensführung. Den Erfolg vermuten wir u.a. in dem geringen Risiko für Existenzgründer zu scheitern. Die Bereitschaft ein Franchise-Unternehmen zu gründen steigt, weil der Existenzgründer eine höhere Wahrscheinlichkeit hat erfolgreich selbständig zu sein. Große Franchisegeber haben - besonders in der Fastfoodbranche - gezeigt, dass ein gutes Konzept in der Lage ist für Franchisegeber und -nehmer beidseits gewinnbringend zu sein. Wir möchten uns in dieser Facharbeit näher damit befassen, ob Franchising auch für Gesundheitsdienstleistungen ein denkbares Konzept für die Unternehmensgründung darstellt. Spezifisch möchten wir herausfinden, ob die kostenpflichtige Nutzung einer Vertriebsform bei gleichzeitigem Nutzen der Vorzüge eines bereits etablierten Konzeptes unter Berücksichtigung der Vor- und Nachteile der Selbstständigkeit die Chancen auf ein langfristiges Bestehen eines Betriebes in der Gesundheitsdienstleistungsbranche erhöht und wie sehr die Qualität der erbrachten Gesundheitsdienstleistungen einen beeinflussenden Faktor darstellt.

Um das Thema einzugrenzen haben wir zunächst mit einer Recherche mittels der Literaturdatenbank "econbiz" begonnen. Schnell wurden wir auf die

Publikationen des "Internationalen Centrums für Franchising und Cooperation" der Westfälischen Wilhelms-Universität Münster aufmerksam und beschlossen, dass dies unsere Hauptquelle werden sollte. Weitere Literaturrecherche brachte uns letztlich zu folgender Forschungsfrage:

Ist Franchising von Gesundheitsdienstleistungen eine wirtschaftliche Option für Unternehmensgründer im Gesundheitssektor?

Anschließend überlegten wir uns eine vorläufige Gliederung mit der Möglichkeit, diese im Nachhinein noch zu verändern, sollten sich weitere Fragen ergeben, oder sollte sich der Schwerpunkt der Facharbeit verlagern. Es folgte eine Einteilung, wer für welches Kapitel zuständig ist mit anschließend getrennt voneinander stattfindenden Bearbeitung der zuvor festgelegten Kapitel. Kritik, Diskussion, Fazit und Ausblick wurden abschließend in gemeinsamer Arbeit verfasst und diskutiert. Zur besseren Übersicht der verwendeten Literatur wurde das Programm „Citavi" in der Version 4.3 verwendet.

2 Was ist Wirtschaftlichkeit?

Wir gehen davon aus, dass es das Formalziel jedes Unternehmens ist, nach dem ökonomischen Prinzip wirtschaftlich zu handeln, um sein Weiterbestehen auf dem Markt zu sichern und konkurrenzfähig zu bleiben. Dabei folgt es entweder dem Minimalprinzip - mit minimalem Einsatz einen bestimmten Erfolg zu erzielen - oder dem Maximalprinzip - mit einem bestimmten Mitteleinsatz den größtmöglichen Erfolg zu erzielen. Ein Unternehmen handelt i.d.R. wirtschaftlich, wenn der Umsatz die Kosten übersteigt - also Gewinn macht - oder zumindest deckt. Dafür muss entweder die Produktivität steigen und/oder verursachte Kosten minimiert werden. Bezogen auf unser Beispiel der PROMEDICA GROUP macht sich ein Problem des Dienstleistungsgewerbes deutlich: Da die personenbezogene Arbeitsleistung in der Dienstleistungsbranche den wesentlichen Inhalt ausmacht, sind hier nur geringe Möglichkeiten der Produktivitätssteigerung möglich.

3 Franchising im Allgemeinen

3.1 Franchising - geschichtliche Entwicklung

Die Geschichte des Franchising geht auf das französische Mittelalter zurück. Dort wurden Privaten Unternehmern gegen eine Gebühr Privilegien zugeteilt. Ihnen wurden die Produktion und der Vertrieb bestimmter Produkte dadurch erleichtert und das Wachstum des Betriebs wurde gesteigert.

Im Sinne des heutigen Sprachgebrauchs entstanden erste Franchisesysteme im 19./20. Jahrhundert. Eines der bekanntesten dürfte das FastfoodUnternehmen McDonalds sein, welches am 2. März 1955 vom ehemaligen Milchmixgeräte-Vertreter Ray Kroc gegründet wurde und heute neben Subway, KFC und Burger King zu den erfolgreichsten Franchise-Unternehmen gehört (vgl. Franchise Direct, 2014).

In Deutschland verzögerte sich der Erfolg von Franchising, doch auch hier nahm die Zahl der Unternehmen zu und führte dazu, dass im Jahr 2013 laut dem Deutschen Franchise Verband (DFV) 994 Franchisegeber gemeldet waren. Die Zahl der Franchisenehmer beläuft sich laut DFV auf 76.500 mit insgesamt 525.300 Beschäftigten. Die größte Gruppe der FranchiseUnternehmen bilden die Dienstleistungen mit 45%, gefolgt vom Handel mit 25% und dem Hotel- und Gastronomiegewerbe mit 18,3%. Somit nahmen die Anzahl der Franchisegeber und Franchisenehmer, deren Beschäftigten sowie die erwirtschafteten Umsätze in den letzten Jahren kontinuierlich zu (vgl. Deutscher Franchise Verband e.V., 2014). Anderen Quellen zufolge ist die Zahl der Franchisenehmer und -geber höher (vgl. Franchise-Monitor, 2014).

Innerhalb eines Jahrzehnts hat sich also die Bedeutung des Franchising für die deutsche Wirtschaft deutlich erhöht. Zudem wird von Seiten der Politik und von Wirtschaftsverbänden im Franchising ein möglicher Ausweg aus der Beschäftigungskrise gesehen, da das Franchising im Allgemeinen als besonders sichere Form der Existenzgründung gilt. Die Aussage, dass Franchisegeber und Franchisenehmer ein geringeres Risiko vorweisen als unabhängige Existenzgründer, ist laut DFV sowohl in der Fachliteratur als auch in der Wissenschaft weit verbreitet. Neben wissenschaftlichen Ergebnissen, die sich klar für das Franchising aussprechen, gibt es jedoch auch Positionen, die die Erfolgsgarantie des Franchising-Konzeptes hinterfragen. In vielen Studien die sich mit der Ausfallrate von Franchisenehmern im Vergleich zu unabhängigen Existenzgründern befassen wird davor gewarnt, dem scheinbar erfolgsversprechendem Franchising-Konzept blind zu vertrauen (vgl. Ahlert et al., 2005).

3.2 Definition des Begriffs Franchising

Die heutige Vielfalt an Franchiseformen macht eine einheitliche Definition schwer. Die nachfolgende Definition von Franchising aus dem Ethikkodex der Europäischen Franchising Federation (EFF) schien uns jedoch als hinreichend präzise:

„Franchising ist ein Vertriebssystem, durch das Waren und/oder Dienstleistungen und/oder Technologien vermarktet werden. Es gründet sich auf eine enge und fortlaufende Zusammenarbeit rechtlich und finanziell selbständiger und unabhängiger Unternehmen, den Franchise-Geber und seine Franchise-Nehmer. Der Franchise-Geber gewährt seinen FranchiseNehmern das Recht und legt ihnen gleichzeitig die Verpflichtung auf, ein Geschäft entsprechend seinem Konzept zu betreiben. Dieses Recht berechtigt und verpflichtet den Franchise-Nehmer, gegen ein direktes oder indirektes Entgelt im Rahmen und für die Dauer eines schriftlichen, zu diesem Zweck zwischen den Parteien abgeschlossenen Franchise-Vertrags bei laufender technischer und betriebswirtschaftlicher Unterstützung durch den FranchiseGeber, den Systemnamen und/oder das Warenzeichen und/oder die Dienstleistungsmarke und/oder andere gewerbliche Schutz- oder Urheberrechte sowie das Know-how, die wirtschaftlichen und technischen Methoden und das Geschäftssystem des Franchise-Gebers zu nutzen(...)" (EFF, 2003).

3.3 Vor- und Nachteile für Franchisenehmer

Wie bereits erwähnt, hat Franchising eine große Volkswirtschaftliche Bedeutung. Innerhalb weniger Jahrzehnte vervielfachte sich die Zahl der Franchiseunternehmen in nahezu allen Branchen. Wir möchten nun näher darauf eingehen, welche Vor- und Nachteile es für einen potentiellen Existenzgründer haben kann, sich an einen Franchisegeber zu wenden.

Ein Vorteil dürfte es sein, dass der Franchisenehmer eine bereits etablierte Marke "kauft", mit der er handeln kann. Das Image der Marke, sowie ein gewisser Kundenstamm sorgen so für ein Gefühl der Sicherheit vor dem Scheitern beim Franchisenehmer. Ahlert et al. sprechen hier von einer "schlüsselfertigen Existenz" (Ahlert et al., 2005, S.15), die besonders für junge Gründer attraktiv sei. Sie erhalten mit der Franchiselizenz zudem ein bestehendes Konzept, welches sich bereits etabliert hat. Der Franchisenehmer partizipiert vom Marktanteil des Systems. Ihm wird suggeriert, aufgrund der „schlüsselfertigen Existenz" mit all ihren Vorteilen mit einen höheren Grundumsatz im ersten Geschäftsjahr rechnen zu können (vgl. Ahlert et al., 2006, S. 45). Informationsaustausch mit anderen Franchisenehmern und Schulungen sprechen ebenfalls für Franchising als Organisationsform. (vgl. Ahlert et al., 2005, S.20 ff.) Weitere Vorteile im Hinblick auf die Beschaffung von Ressourcen aus Sicht des Franchisenehmers können der Tabelle im Anhang entnommen werden. Zusammenfassend „...verknüpft Franchising die Vorteile einer hierarchischen Organisation (z.B. starke Marke, Synergieeffekte, nachfragemächtige, effizient arbeitende Einkaufsorganisation, Corporate Identity, integrierte Werbestrategie und Wissensaustausch) mit den Pluspunkten der Selbstständigkeit, also unternehmerischem Handeln, Erfolgswillen und Freiheit." (Ahlert et al., 2005, S.20)

Ahlert et al. haben in ihrer empirischen Erhebung zu Erfolgskriterien bei Existenzgründern im Franchising Hypothesen erhoben und evaluiert (vgl. Ahlert et al., 2005, 29 ff.). So lassen sich eine Vielzahl von positiven Effekten des Franchisings auf Existenzgründer festhalten. „Tendenziell scheiden Franchisenehmer in den ersten vier Jahren nach der Gründung relativ seltener aus als Gründer im Allgemeinen. Insbesondere im ersten Jahr nach der

Gründung sind Gründer, die keinem Franchisesystem angeschlossen sind, durch eine stärkere Ausfallquote gekennzeichnet."(Ahlert et al., 2005, S.44). Zu diesem Schluss kommen sie, nachdem sie die eigenen Daten mit einer Metaanalyse vergangener empirischer Studien verglichen haben. Berücksichtigt wurde hierbei auch die Möglichkeit, dass in vergangenen Studien kein Unterschied zwischen Existenzgründern im Allgemeinen und Franchisenehmern gemacht wurde. Die Möglichkeit, dass die Daten vergangener Studien aufgrund einer zu hohen Anzahl an Franchisenehmern verfälscht worden sind, wird mit der Annahme, dass 80% der Daten von unabhängigen Unternehmensgründern stammen entgegengetreten.

Ein weiterer Vorteil des Franchisings zeigt sich im erreichen des Break-even Punktes – dem Zeitpunkt, ab dem der Umsatz die Kosten eines Unternehmens einholt bzw. diese übersteigt und somit Gewinn erwirtschaftet wird. Hier zeigt sich, dass Franchisenehmer im Durchschnitt nach 10,5 Monaten, 53% der Franchisenehmer in der Dienstleistungsbranche sogar schon innerhalb von sechs Monaten erreicht (vgl. Ahlert et al. 2005, S. 46).

Die Menge an Vorteilen erweckt möglicherweise den Eindruck, dass Franchising per se ein "Selbstläufer" bei Existenzgründungen sei. Jedoch gibt es einige Aspekte, die man berücksichtigen sollte, denn auch im Franchising sind Insolvenzen zu beobachten. Obwohl der Franchisenehmer ein selbstständiger Unternehmer ist, ist er abhängig von der Geschäftspolitik und den Entscheidungen des Franchisegebers. Nicht immer sind die Wünsche und Vorstellungen des Franchisenehmers konform mit der Systemzentrale. Dies kann Frustration und negative Bilanzen nach sich ziehen. Wird durch die Systemzentrale ein Beschluss gefasst der im Nachhinein schädlich für die Marke ist, so trägt das ganze System die Folgen des Imageverlustes.

Franchisenehmer die ihren Betrieb gut führen tragen aufgrund der Abhängigkeit zum Franchisesystem die Kosten Anderer.

Ein weiterer Punkt sind die Zahlungen an den Franchisegeber. Für sein erprobtes Konzept und das Image der Marke fordert der Franchisegeber eine Einstiegsgebühr. Zudem kommen – meist abhängig vom Umsatz – monatliche

Zahlungen auf den Franchisenehmer zu. Die Höhe der Zahlungen variiert von Franchisegeber zu Franchisegeber.

Am Schluss lässt sich festhalten, dass es eine Vielzahl von Vorteilen für Existenzgründer mit sich bringt, wenn sie sich einem Franchisesystem anschließen. In erster Linie profitiert der Existenzgründer von der Erfahrung und Vorteilen bereits etablierter Systeme und dem Image der Marke. Bevor man sich an einen Franchisegeber wendet, sollte man sich jedoch genau die Vertragsbedinungen und das Leitbild des Unternehmens anschauen und entscheiden, ob man damit übereinstimmt und sich in Abhängigkeit eines Franchisesystems geben will. Die eigenen Wünsche und Vorstellungen sollten mit denen des Franchisegebers übereinstimmen. Andernfalls kann es zu Frustration und negativen Bilanzen führen.

3.4 Erfolgsfaktoren von Franchisesystemen

Durch Franchise ist es möglich auch in Zeiten eines schwachen Wirtschaftswachstums zu expandieren und erfolgreich im Wettbewerb zu stehen. Gemäß einer Studie der National Westminster Bank und der British Franchise Association (Britischer Franchiseverband) im Jahr 2007 ergab, dass 93% der Franchiseunternehmer rentabel sind und Franchising somit einer der sichersten Wege ist, sich selbstständig zu machen (Natwest BfA Survey 2007). Franchisesysteme kennzeichnen sich durch einen einheitlichen Marktauftritt, da die einzelnen Franchisenehmer eine gemeinsame Marke, standardisierte Prozesse, Produkte und Dienstleistungen und ein einheitliches Marketing nutzen und zudem teilweise zentral und systematisch vom Franchisegeber koordiniert werden. Dadurch entsteht für den Franchisegeber ein hoher Bekanntheitsgrad, Markenwiedererkennung und ein hoher Kundennutzen, da bekannte Marken generell geschätzt werden. Franchising ermöglicht den Aufbau zahlreicher Franchisebetriebe innerhalb einer relativ kurzen Zeit und beschleunigt die Entwicklung des Konzeptes. Dies wird durch das Kapital und die Marktentwicklung vor Ort durch den Franchisenehmer gewährleistet.

Synergieeffekte stellen einen weiteren Erfolgfaktor für Franchisegeber dar. Durch die Arbeitsteilung zwischen Franchisegeber und Franchisenehmer wird es jedem Kooperationspartner ermöglicht, sich auf deren jeweilige Kernkompetenzen zu konzentrieren. Der Franchisegeber spezialisiert sich auf die Planung, Entwicklung und Kontrolle von Sachverhalten, wobei der Franchisenehmer alle operativen Aufgaben vor Ort übernimmt und sein Wissen zur Entwicklung des lokalen Marktes gemäß den regionalen Eigenschaften nutzen kann. Darüber hinaus profitieren Franchisesysteme von einem schnelleren Lernprozess aufgrund von intensiver Kommunikation und kontinuierlichem Erfahrungsaustausch. Es wird dabei ein kooperatives Netzwerk von Franchisegebern und Franchisenehmern gebildet, dessen Mitglieder einander unterstützen, indem sie regelmäßig Erfahrungen, Know-how und Best- Practices austauschen. Durch diese Kooperation wird das Geschäftskonzept wesentlich schneller verbessert, als es im Einzelnen möglich wäre (Posselt, T. 1999, S. 355 f.).

3.4.1 Die Vorraussetzung für den Erfolg

Ein ausreichendes Marktpotenzial ist für den Erfolg eines Franchisesystems entscheidend, denn dies stellt eine langfristige Nachfrage nach einer Dienstleistung und somit auch die Langlebigkeit des Franchisesystems sicher. Neben dieser Tatsache muss das Geschäftskonzept an sich auch franchisetauglich sein. Zunächst bedeutet dies, dass das Projekt erfolgserprobt und ausgereift sein muss, um den Aufbau zu rechtfertigen. Damit ein Franchisesystem erfolgreich sein kann, muss es sich in der Dienstleistung, des Images oder der Managementsysteme von anderen Systemen abheben. Dies stellt die Vorraussetzung für einen Wettbewerbsvorteil und die Bindung der Kunden und Franchisenehmer an das System, was wiederum die Langlebigkeit des Franchisesytems sicherstellt. Ohne geeignete Franchisenehmer kann kein Franchisesystem erfolgreich sein. Aus diesem Grund muss es einen ausreichenden Pool an potenziellen Franchisenehmern geben. Dabei stellt das geforderte Profil, wie etwa dem Kenntnis- oder Ausbildungsstand, einen hohen Wert für die Anzahl der in Frage kommenden Franchisenehmer dar.

Zudem muss der Franchisegeber für den Franchisenehmer einen gewissen Vorbildcharakter haben. Der Franchisegeber benötigt ein umfassendes Know-how und Erfahrung in allen Bereichen, da dieser in einer beratenden Funktion seine Franchisenehmer anleitet und unterstützt. Dieser Wissens-, Erfahrungs- und Kompetenzvorsprung lässt zudem eine Bindung des Franchisenehmers an das System zu (Seidel, M. B. 1997, S.87 ff.).

3.4.2 Dienstleistungsqualität und Dienstleistungsmentalität als Erfolgsgarant

In vielen Bereichen der Wirtschaft ist die Erfolgsermittlung von großer Bedeutung. In Realität gestaltet sich die Messung des Konstruktes Erfolg sehr schwierig. Erfolg setzt sich aus verschiedenen Faktoren zusammen. Hierzu gehören die Faktoren Netzwerkmanagement, Markenmanagement, Innovationsmanagement, Mass Customization, Internationalisierung, Humankapital, Dienstleistungsqualität und Dienstleistungsmentalität (Ahlert, D.; Evanschitzky, H. 2002, S.121 ff.). Im Folgenden wird aufgrund der Fragestellung und des Erkenntnisziels dieser Arbeit auf die zwei wichtigsten Erfolgsfaktoren, der Dienstleistungsqualität- und Mentalität eingegangen. Diese Faktoren erzielen gemäß einer Studie von Alert et al. 2002 zu den Erfolgsfaktoren in Franchisesystemen sehr hohe Beurteilungswerte.

Unter dem Begriff Dienstleistungsqualität ist die Fähigkeit eines Anbieters zu verstehen, eine Leistung auf einem bestimmten Anforderungsniveau zu erstellen, welche den Kundenerwartungen entspricht (Bruhn, M. 1997, S 27). „Die Dienstleistungsqualität bestimmt sich aus der Summe der Eigenschaften beziehungsweise Merkmale von Dienstleistungen, um bestimmten Anforderungen gerecht zu werden" (Bruhn, M. 2000, S.30). In jedem Fall steht der Kunde im Mittelpunkt und bestimmt die Anforderungen an die Dienstleistung. Die Dienstleistungsqualität stellt für die überwiegende Mehrheit mit 83% der befragten Unternehmen dieser Studie einen Erfolgsfaktor sowohl innerhalb der Branche als auch im eigenen Unternehmen dar. Lediglich 2% der Befragten erachten dies als unwichtig. Eine Gruppe weiterer Unternehmen

(12%) betrachtet dies als eine hohe Bedeutung für die Branche, jedoch nicht für das eigene Unternehmen.

Die Dienstleistungsmentalität beschreibt die problemorientierten Einstellungen und Verhaltensweisen der Akteure. Dies zielt auf den Gesichtspunkt hinaus, Dienste leisten zu wollen, Dienste leisten zu dürfen und Dienste leisten zu können. (Lott, C. U.; Gramke, V. 1999, S. 64). Gemäß der vorliegenden Studie sind 73% der befragten Unternehmen der Auffassung, dass die Dienstleistungsmentalität eine hohe Bedeutung zukommt. Es äußern sich lediglich 25% neutral zur eigenen Umsetzung der Dienstleistungsmentalität und 2% lehnen diese ab. Die befragten Franchiseunternehmen scheinen den Blickpunkt somit ebenfalls stark auf die Dienstleistungsmentalität zu legen (Ahlert, D. et al. 2002).

4 Franchising im Gesundheitswesen

Nachdem im letzten Kapitel auf das Franchising im Allgemeinen eingegangen wurde, wird im Folgenden der zentrale Punkt konkret auf Franchising im Gesundheitswesen gelegt. Zunächst wird dafür das Dienstleistungs-Franchising thematisiert, worauf aufbauend die Besonderheiten von Gesundheitsdienstleistungen beschrieben werden und im Anschluss spezifisch das Franchising von Gesundheitsdienstleistungen dargelegt wird.

4.1 Dienstleistungsfranchising

Das Dienstleistungsfranchising ist neben dem Produktfranchising und dem Vertriebsfranchising einer von drei Grundtypen des Franchisings und stellt dabei den größten Anteil an der Franchisewirtschaft. Hierbei stehen die Dienstleistungen am Kunden im Vordergrund. Der Anfang des Dienstleistungsfranchisings fand in der Gastronomie und im Hotelgewerbe statt, wobei sich in letzter Zeit auch in anderen Bereichen, wie zum Beispiel in der Seniorenbetreuung- und Beratung zahlreiche Franchiseunternehmen herausgebildet haben. Auch im Dienstleistungsfranchising sind klare Strukturen und Prozesse erkennbar. Somit erfolgt eine einheitliche Gestaltung der Betriebsstätten, des Preises und der Angebote der Dienstleistung. Damit wird der Wiedererkennungswert des Unternehmens beziehungsweise der Marke gesteigert. Zudem bekommt der Franchisenehmer alle erforderlichen Information vom Franchisegeber. Außerdem wird der Nehmer zu unternehmensinternen Sachverhalten vom Franchisegeber geschult (Franchise Welt 2014).

Diese Standartisierung der Dienstleistungen ist das zentrale Element des Dienstleistungs- Franchisings. Dadurch wird im Bezug auf die Qualität der Dienstleistungserbringung die Sicherstellung eines bestimmten Qualitätsniveaus erreicht, wodurch dann ein Konsument eine explizite Vorstellung bezüglich der Dienstleistungsqualität entwickeln kann. Wie bei allen Formen des Franchisings sollte eine win- win- win Situation entstehen. Der Franchisegeber erlangt durch die Erweiterung des Netzes, der einheitlichen Aufmachung der Betriebsstätten und dem Wiedererkennungswert einen enormen Benefit und profitiert somit vom Erfolg des Nehmers. Der Nehmer wiederum profitiert von der Bekanntheit des Gebers und der Kunde von der Nähe des Anbieters für Dienstleistungen, die er sich wünscht.

4.2 Besonderheiten von Gesundheitsleistungen

Im Folgenden werden die Besonderheiten von Gesundheitsleitungen in Bezug auf die Eignung für Franchise als Organisationsform untersucht.

Die Erhaltung und Förderung der Gesundheit nimmt in der heutigen Gesellschaft einen erheblichen Stellenwert ein. ,,Gesundheit ist eines der wertvollsten Güter, über die ein Mensch verfügt'' (Neuffer, A. B. 1997 S. 26). Somit trägt die Gesundheit zur Gestaltung eines glücklichen Lebens bei und steigert die Lebensqualität. Aus diesem Streben nach Gesundheit und Wohlergehen entsteht die Nachfrage nach Gesundheitsdienstleistungen.

Diesen Leistungen wird eine hohe Bedeutung zugeschrieben, da es bei falschen oder unterlassenen Gesundheitsleistungen zur erheblichen Gefährdung des Patienten kommen kann (Neuffer, A. B. 1997 S. 26; Richard, S. 1993 S. 32). Bei diesen Leistungen überwiegen die Vertrauens- und Erfahrungseigenschaften, die beim Klienten zu einer großen Unsicherheit führen kann. Diese können durch die fehlenden medizinischen Kenntnisse des Klienten gegenüber dem Arzt oder anderen Gesundheitsprofessionen verstärkt werden.

Gesundheitsleistungen bestehen aus drei Komponenten, dem diagnostischen, einen präskriptiv- informativen und einen aktiv- therapeutischen Teil. Bei der Gesamtheit dieser Komponenten kann der Klient die Qualität der Gesundheitsleistung im voraus nicht einschätzen oder bewerten. Erst nach der erbrachten Gesundheitsleistung, welche vom Klient in Anspruch gekommen wurde, kann dieser die Qualität der Diagnose und der Therapievorschläge beurteilen. Bei dem diagnostischen und präskriptiv- informativen Teil einer Gesundheitsleistung überwiegen deshalb die Erfahrungseigenschaften. Bei Menschen, die zum Beispiel an einer chronischen Erkrankung leiden ist es möglich, dass diese über gewisse Erfahrungen und Informationen in Bezug auf die Qualität der Gesundheitsleistung verfügen und daraus Vorstellungen entwickelt haben. Auf der anderen Seite wiederum ist dieses Wissen oft veraltet beziehungsweise aufgrund des rasenden Fortschritts im Gesundheitssektor nicht auf dem aktuellsten medizinischen und technologischen Stand. Somit können Qualitätsunterschiede beziehungsweise schlechte Behandlungen erst nach längerer Zeit erkannt werden. Zudem ist es nicht möglich den erzielten Nutzen auf die erfolgte Therapie zu beziehen, da der Organismus sehr individuell zu betrachen ist und über Selbstheilungsmechanismen verfügt. Aus diesem Grund handelt es sich bei der therapeutischen Komponente häufig um Vertrauenseigenschaften (Richard, S. 1993, S. 36 ff.; Pauly, M. V. 1978, S.13 ff.). Bei Erfahrungs- und Vertrauensgütern ist es auch besonders wichtig dem Patienten beziehungsweise dem Konsumenten der Gesundheitsleistung über die Etablierung der Marke eines Unternehmens zu informieren und somit eine Entscheidungshilfe zu geben. Wenn der Klient über die Existenz einer renommierten Marke und deren Qualitätsstandarts informiert ist und selbst positive Erfahrungen damit gemacht hat, so wird sich dieser einem Leistungserbringer dieser Marke anvertrauen. Schlechte Erfahrungen können sich wiederum negativ auf die Marke auswirken und im Gesundheitsbereich zudem leicht zu Skandalen führen. Somit kann eine Marke einen guten Qualitätsindikator darstellen und ein entsprechender Markenname bei Gesundheitsleistungen zur Reduktion von Unsicherheiten führen (Böcken, J. et al. 2000, S. 120; Neuffer, A. B. 1997, S.107).

4.3 Franchising von Gesundheitsleistungen

Wie im Vorangegangenen festgestellt wurde, ist die Vorraussetzung für Franchising als mögliche Organisationsform zur Etablierung einer Marke die Sicherstellung eines bestimmten Qualitätsstandards, was sich bei Gesundheitsleistungen schwieriger darstellt als bei anderen Dienstleistungen. Da es sich bei Gesundheitsleistungen um sehr komplexe Prozesse handelt und die Qualität nicht immer objektiv gemessen werden kann, ist die Etablierung von Qualitätsstandards nur bedingt möglich. Zudem kann das Resultat einer Behandlung oder Therapie nicht explizit auf die herangegangene Gesundheitsleistung zurückgeführt werden (Bomqvist, A. 1991, S.411 f.; Richard, S. 1993, S.39; Toepffer, J. 1997, S.36). Eine Ursache hierfür ist die Immaterialität von Gesundheitsleistungen, welche zudem nicht greifbar und nur bedingt überprüfbar sind. Des weiteren sind Gesundheitsleistungen vom subjektiven Befinden des Klienten beziehungsweise des Kunden abhängig und werden zudem durch die hohe Heterogenität der Klienten, welche sich auf die individuelle körperliche Konstitution und auf das Verhalten des Einzelnen bezieht, verstärkt. Dieser Sachverhalt bedingt wiederum, dass eine standardisierte Behandlung zu unterschiedlichen Ergebnissen führt. Da der Klient in den Behandlungsprozess involviert ist und zum Ergebnis beiträgt, ist eine Qualitätsbestimmung der Gesundheitsleistungen anhand des Ergebnisses weiter erschwert. Somit kann zum Beispiel die Erfolglosigkeit einer pflegerischen Beratung zur Integration in den Alltag des Patienten nicht der Pflegeperson zugeschrieben werden, wenn der Patient den Vorschlägen der Pflegeperson nicht Folge leistet (Binder, S.

1999, S. 28 f.; Neuffer, A. B. 1997, S.48; Richard, S. 1993, S.39 ff.; Toepffer, J. 1997, S.28 ff.).

Erfolgreiche Beispiele für das Franchising im Gesundheitswesen liefert die PROMEDICA PLUS als Franchisesystem von Gesundheitsleistungen, das die vorangegangenen Tatsachen nicht grundsätzlich einer Gründung eines Franchisesystems entgegenstehen. Die PROMEDICA PLUS vermittelt deutschlandweit osteuropäische Betreuungs- und Pflegekräfte für eine fürsorgliche und bezahlbare 24 Stunden Betreuung zuhause. Den Franchise-Partnern bietet dieses Unternehmen die Möglichkeit im Wachstumsmarkt der Seniorenbetreuung zukunftsorientiert einzusteigen. Im folgenden Kapitel fünf soll darauf weiter eingegangen werden.

Franchisesysteme haben den Vorteil, sich als Franchisegeber weitreichende Kontrollmöglichkeiten vertraglich zusichern zu lassen. Somit ist es beispielsweise möglich, die Behandlungs- oder Betreuungsmöglichkeiten ständig zu aktualisieren, an Fortbildungen und Qualitätszirkeln teilzunehmen und die Praxisdaten zu Auswertungs- und Vergleichszwecken zu überlassen. Das Gesundheitspersonal kann außerdem vor der Aufnahme in ein Franchiseunternehmen hinsichtlich der Qualitätsansprüche der Franchisesystems überprüft werden. Bei der Nichteinhaltung der Vorgaben muss eine Kündigung seitens des Franchisegebers möglich sein (Hajen, L. et al. 2000, S.58 f.; Sauerland, D. 2001, S.220). Franchisesysteme bieten zudem bei Gesundheitsdienstleistungen Größen- und Synergievorteile. Somit findet beispielsweise eine zentrale Sammlung, Auswertung und Aufbereitung von Informationen über neue medizinische Erkenntnisse, technologische Fortschritte und rechtliche Änderungen statt, die dann an die Franchisenehmer weitergeleitet werden. Ein auf das Frachisesystem zugeschnittenes EDV-System kann diese Vorteile verstärken.

Bezüglich der Bevölkerungsakzeptanz von Franchisesystemen können anfängliche Probleme nicht gänzlich ausgeschlossen werden. Eine im Jahr 1999 veröffentlichte US- amerikanische Studie zeigt, dass 21 % der Befragten Franchisesystemen im Gesundheitswesen eher ablehnend gegenüberstanden.

Hingegen vertraten 79 % die Meinung, dass Franchisesysteme kompetentere Versorgung zu günstigeren Preisen anbieten würden (McIntyre, F. S.; Gilbert, F. W. 1999, S. 52). Dabei sprachen sich jüngere Menschen eher für Franchise aus als ältere. Fraglich ist jedoch, inwiefern US- amerikanische Ergebnisse mit deutschen Einstellungen korrelieren.

5 Der Markt der Seniorenbetreuung

Im folgenden Kapitel möchten wir eine simpel gehaltene Marktanalyse betreiben und genauer gesagt die bereits durchlaufene und in Zukunft vermutete Entwicklung beschreiben. Hat die Branche der Seniorenbetreuung eine positive Zukunft und gilt dies auch für Franchiseunternehmen, oder sollten sich potentielle Existenzgründer von Gesundheitsdienstleistungsunternehmen nach Alternativen umsehen?

Zunächst einmal vergleichen wir das Verhältnis von Angebot und Nachfrage. Hierzu verwenden wir Zahlen der Gesundheitsberichterstattung des Bundes und anderer (statistischer) Bundesämter, die uns Aufschluss darüber geben, wie viele Angestellte im Pflegesektor tätig sind. Dem gegenüber steht die Anzahl der betreuungspflichtigen Personen über 65 Jahren. Sicherlich müssen auch Personengruppen unter 65 betreut werden, doch wir möchten uns im nächsten Kapitel genauer mit dem Konzept der PROMEDICA GROUP befassen, weshalb wir uns für eine Eingrenzung der Kundengruppe im Sinne des o.g. Franchisegebers geeinigt haben.

Die Gesundheitsberichterstattung des Bundes konnte 2011 204 795 Beschäftigte in bundesweit 12 349 ambulanten Pflegediensten zählen, die sich mit der Grundpflege beschäftigten. Hinzu kommen 38 092 Personen, die hauswirtschaftliche Tätigkeiten wie das Einkaufen und Wäsche waschen übernahmen. Dies entspricht einer Zunahme von 85 407 Personen, bzw. 71,54% in der Grundpflege und 3 190 Personen, bzw. 9,14% in der Hauswirtschaftlichen Versorgung im Vergleich zu 1999 (vgl. Statistisches Bundesamt, 2013). Ob die Zahl der Beschäftigten weiter steigen wird, ist fraglich. Besonders in strukturschwachen Regionen Deutschlands vermuten wir eher einen Rückgang nicht zuletzt wegen des Demographischen Wandels. Dieser ist in der Branche der Pflegeberufe in doppelter Hinsicht zu spüren. So dürfte aufgrund der seit Jahren zurück gehenden Geburtenrate nicht nur die Anzahl der Berufsanfänger in diesem Bereich sinken. Bereits 2020 werden 23% der deutschen Bevölkerung über 65 Jahre sein, 2030 wird sich dieser Anteil sogar auf 28% belaufen. Parallel dazu steigt auch der Anteil der betreuungs- und pflegebedürftigen Personen im Sinne des SGB XI, da mit zunehmendem Alter das Risiko für gesundheitliche Beeinträchtigungen steigt. Demnach sind Personen pflegebedürftig, wenn sie „...wegen einer körperlichen, geistigen oder seelischen Krankheit oder Behinderung für die gewöhnlichen und regelmäßig wiederkehrenden Verrichtungen im Ablauf des täglichen Lebens [...] Hilfe benötigen" (SGB XI, 2013). 2010 waren dies noch 2,4 Mio. Menschen (von denen ca. 70% zu Hause versorgt wurden). 2020 wird deren Zahl auf   2,9 Mio. gestiegen sein, 2030 schließlich auf 3,4 Mio. (Bundesinstitut für Bevölkerungsforschung, 2013). In Zukunft wird also die Nachfrage an qualifizierter professioneller Pflege weiter steigen, während das Angebot weiter sinkt. Ob die PROMEDICA GROUP ein Konzept gefunden hat, welches trotz schwieriger werdender Verhältnisse eine Zukunft hat, möchten wir im nächsten Kapitel untersuchen.

6 PROMEDICA Group

Im folgendem Abschnitt wird die PROMEDICA Group als Franchiseunternehmen im Gesundheitswesen erläutert. Die aus Polen stammende PROMEDICA Gruppe hat sich auf Betreuungsdienstleistungen für Privathaushalte sowie die Vermittlung von medizinischem Fachpersonal spezialisiert. Dieses Franchiseunternehmen mit Hauptsitz in Warschau ist nach Angaben des Unternehmens zufolge europäischer Marktführer für Betreuungs- und Pflegedienstleistungen für Senioren in Privathaushalten. Das 2004 gegründete Unternehmen ist heute in Bulgarien, England, Deutschland, Rumänien, Polen und der Slowakei tätig. In Deutschland ist das Franchise-System PROMEDICA PLUS an mehr als sechzig Standorten vertreten (PROMEDICA PLUS 2014).

In der Seniorenbetreuung liegt die Zukunft. Wie im voran gegangenem Beitrag gezeigt wurde, werden durch den demographischen Wandel immer mehr Menschen zunehmend älter, während die Geburtenraten deutlich sinken. Zusätzlich sinkt die Zahl derer, die diese Betreuung übernehmen könnten. Die PROMEDICA Gruppe, vermittelt deutschlandweit osteuropäische Betreuungs- und Pflegekräfte für eine ambulante pflegerische 24- Stunden Betreuung. Es werden zahlreiche Leistungen für Franchise- Partner zur Verfügung gestellt. Zum Einen profitieren die Franchise Nehmer von einem zukunftsfähigen Geschäftsmodell in der Pflege und Betreuung von pflegebedürftigen Menschen. Aufgrund der deutschen marktführenden Stellung der PROMEDICA PLUS und der europäischen Marktführung der PROMEDICA Group im Bereich der Pflege und Betreuung von Senioren profitieren Franchisenehmer von einem weitreichendem Know- how. Des Weiteren bestehen klar definierte und geschützte Vertriebsgebiete der Marke PROMEDICA PLUS im Markenverbund der PROMEDICA Group (PROMEDICA PLUS 2014).

Die PROMEDICA PLUS startete im Juli 2013 mit 33 Franchise- Partnern. Im März 2014, bereits acht Monate später, war dieses Netzwerk um rund 70% auf 60 Franchise- Partner angewachsen. Das Ziel ist es, weitere Franchise-Partner zu gewinnen und somit die Marktstellung weiterhin auszubauen.

Nun stellt sich die Frage, ob eine Unternehmensgründung in einem solchen Frachiseunternehmen Sinn macht. Als Franchisenehmer bei der PROMEDICA PLUS muss eine Startinvestitionssumme von durchschnittlich 20000 € aufgebracht werden. Die Eigenkapitalquote beläuft sich nach Angaben des Unternehmens auf mindestens 50% der Startinvestitionssumme, also auf rund 10000 €. Dazu kommt eine monatliche umsatzabhängige Gebühr von 350€. Dies berechnet sich aus 6% des Nettoumsatzes und weitere 2% für eine Zentralumlage des Marketings. Zu Beginn der Vertragsverhandlungen muss diese Summe nachgewiesen werden. Die PROMEDICA PLUS verspricht bereits nach drei Jahren einen jährlichen Umsatz von 250000 €. Zum Einstieg durchläuft jeder Franchisenehmer eine intensive, fünf- tägige Schulung und wird zudem in regelmäßigen Abständen weitergebildet (PROMEDICA PLUS 2014).

Die PROMEDICA PLUS folgt einem klar definiertem Leitbild. Diese vermittelt nach Angaben des Unternehmens qualifizierte und fürsorgliche Betreuungs- und Pflegekräfte aus Osteuropa für eine bezahlbare 24- Stunden- Betreuung zuhause. Es wird Unterstützung in der Hauswirtschaft, bei alltäglichen Aktivitäten, bei der Körperpflege, bei der Ernährung und hinsichtlich ihrer Mobilität angeboten. Die PROMEDICA versucht sich deutlich von anderen Pflege- und Betreuungsdiensten abzuheben.

7 Fazit und Ausblick

Diese Arbeit verfolgte das Ziel zu untersuchen, ob Franchising im Gesundheitswesen eine wirtschaftliche Alternative für Unternehmensgründer darstellt.

Zu Beginn der Arbeit haben wir das Franchising allgemein untersucht und herausgefunden, dass das Konzept eine lohnenswerte Alternative zur unabhängigen Existenzgründung sein kann. Wir konnten herausfinden, dass Franchisenehmer bereits etablierte Marken kaufen und somit vom Image der Marke profitieren. Der Wert der Marke wird nicht nur den Klienten, sondern auch durch den Franchisenehmer bestimmt.

Durch das Franchising ist es möglich, auch in Zeiten des schwachen Wirtschaftswachstums zu expandieren und erfolgreich im Wettbewerb zu stehen. Grundlegend konnten wir zahlreiche Erfolgsfaktoren für Franchising herausstellen.

Zudem wurde recherchiert, was den Unternehmensgründer unterstützt oder verstärkt diese Art der Unternehmensgründung in Betracht zu ziehen. Bei der Übertragung auf das Gesundheitswesen zeigte sich, dass die Besonderheiten im Gesundheitswesen Franchising komplexer und schwieriger gestalten lässt als in anderen Gewerben.

Die Etablierung und Sicherstellung von Qualitätsstandards gestaltet sich für Gesundheitsdienstleistungen aufgrund der Heterogenität der Klienten schwierig. Besonders eine Standardisierung der Dienstleistung ist jedoch ein zentrales Element des Dienstleistungsfranchising.

Da Gesundheit eines der wertvollsten Güter ist, wird dieser eine besonders große Bedeutung zugeschrieben. Aus diesem Grund kann es bei falsch durchgeführten oder unterlassenen Gesundheitsdienstleistungen zu erheblicher Gefährdung des Klienten kommen.

Ein Beispiel eines erfolgreichen Franchise-Unternehmens im Gesundheitssektor bildet die PROMEDICA Group. Sie zeigte, dass es trotz der Schwierigkeiten möglich ist, Gesundheitsleistungen zu franchisen. Im Bereich der Unterstützung und Betreuung pflegebedürftiger Menschen wird aufgrund des demographischen Wandels der Bedarf an qualifizierter und professioneller Dienstleistung in Zukunft steigen. Franchising bietet hier ein Konzept der flächendeckenden Qualitätssicherung.

Während unserer Recherchen ist uns aufgefallen, dass bisher eine zentral unabhängige Institution für Qualitätssicherstellung im Gesundheitsdienstleistungsgewerbe fehlt. Weitere Forschung auf diesem Gebiet erachten wir als notwendig. Wir sind uns bewusst, dass es durch das Alter der verwendeten Literatur neue Aspekte in neueren Publikationen geben kann, die wir somit nicht berücksichtigt haben.

Das Ergebnis dieser Arbeit ist, dass Franchising im Gesundheitsbereich umgesetzt werden kann und wird. Es kann dazu beitragen, dass die Sicherstellung der Qualität im deutschen Gesundheitswesen gewährleistet werden kann. Eine unabhängige Qualitätsüberprüfung kann einen wertvollen Beitrag dazu leisten. Ob sich die Franchise-Variante letztendlich realisieren lässt, hängt von vielen sich gegenseitig beeinflussenden Faktoren ab. Wie der Entwicklung der rechtlichen und gesundheitspolitischen Rahmenbedingungen und die Akzeptanz des Konzeptes unter den Klienten und Leistungserbringern.

8 Literatur

Ahlert, D., Ahlert, M. (Hrsg.), Wetter, B., Woisetschläger, D. (2005): Franchising - Erfolgsgarant für Existenzgründungen? Internationales Centrum für Franchising und Cooperation (F&C), Münster

Ahlert, D., Evanschitzky, H. (2002): Erfolgsfaktoren von Dienstleistungsnetzwerken: Theoretische Grundlagen und empirische Ergebnisse, in: Bruhn, M., Strauss, B. (Hrsg.): Dienstleistungsqualität, 3. Auflage, Wiesbaden, S. 121-147

Ahlert, D., Evanschitzky, H., Berthold, G., Klöpper, C. (2002): Erfolgsfaktoren von Franchisesystemen, Internationales Centrum für Franchising und Cooperation (F&C), Münster

Binder, S.(1999): Effizienz durch Wettbewerb im Gesundheitswesen: Gesundheitssystemsteuerung durch wettbewerbsorientierte Anreize im Bereich der Leistungserbringung, Bayreuth 1999

Blomqvist, A.(1991): The Doctor as Douple Agent: Information Assymetry, Health Insurance and Medical Care, In: Journal of Health Economics, Bd. 10, 1991, S.411-432

Böcken, J. , Butzlaff, M. , Esche, A. (2000): Reformen im Gesundheitswesen: Ergebnisse einer Internationalen Recherche zum Carl Berthelsmann-Preis 2000, 3. Auflage Gütersloh 2000, S.11-22

Bruhn, M. (1997): Qualitätsmanagement für Dienstleistungen, 2. Auflage, Berlin u.a.

Bruhn, M. (2000): Qualitätssicherung im Dienstleistungsmarketing, in: Bruhn, M., Strauss, B. (Hrsg.): Dienstleistungsqualität, 3. Auflage, Wiesbaden

Bundesinstitut für Bevölkerungsforschung (Hrsg.) (2013): Bevölkerungsentwicklung – Daten, Fakten, Trends zum demographischen Wandel. Bundesinstitut für Bevölkerungsforschung, Wiesbaden 2013

Corsten, H. (Hrsg.) (2002): Dimensionen der Unternehmensgründung: Erfolgsaspekte der Selbstständigkeit. Erich Schmidt Verlag

Elftes Buch Sozialgesetzbuch - Soziale Pflegeversicherung. 2013

European Franchise Federation (2003): European Code of Ethics for Franchising.

Hajen, L., Paetow, H., Schumacher, H. (2000): Gesundheitsökonomie: Strukturen – Methoden – Praxisbeispiele, 6. überarbeitete und erweiterte Auflage, Kohlhammer Verlag, Stuttgart u.a. 2000

Lott, C. U., Gramke, V. (1999): Erfolgsfaktor Interkation – Grundlage einer hohen Dienstleistungsmentalität, in: io-management, Nr. 1/ 2, Zürich, S. 1056-1062

McIntyre, F., S., Gilbert F., W. (1999): Market Receptiveness to Franchise Systems in the Health Care Industry, in: The Journal of Applied Business Research, Bd. 15, 1999, H. 3, S. 47-54

Neuffer, A.B. (1997): Managed Care: Umsetzbarkeit des Konzeptes im deutschen Gesundheitssystem, Bayreuth 1997

Pauly, M. V.(1978): Is Medical Care Different?, in: Greenberg, Warren, Hrsg.: Competition in the Health Care Sector: Past, Present and Future, Germantown 1978, S.11-35

Posselt, T. (1999): Das Design vertraglicher Vertriebsbeziehun- gen am Beispiel Franchising. In: Zeitschrift für Betriebswirtschaft, Bd. 69, Nr. 3, 1999, S. 345-373.

Richard, S.(1993): Qualitätssicherung und technologischer Wandel im Gesundheitswesen: eine instutionenökonomische Analyse, Baden-Baden 1993

Sauerland, D. (2001): Wege zur Sicherung der Qualität im Gesundheitswesen: Theorie und Praxis, in: Perspektiven der Wirtschaftspolitik, Bd. 2, 2001, H. 2, S.211-227

Seidel, M. B. (1997): Erfolgsfaktoren von Franchisenehmern unter besondere Berücksichtigung der Kundenzufriedenheit, eine empirische Analyse am Beispiel eines Franchiseunternehmens, Berlin 1997, S. 87 ff.

Bundesamt (Hrsg.) (2013): Statistisches Jahrbuch Deutschland. Statistisches Bundesamt, Wiesbaden 2013

Toepffer, J. (1997): Krankenversicherung im Spannungsfeld von Markt und Staat: das Beispiel der USA und seine Implikation für Funktion und Gestaltung eines marktwirtschaftlich orientierten Krankenversicherungsystems, Bayreuth 1997

9 Quellenverzeichnis

Deutscher Franchise Verband e.V. (2014): Deutsche Franchisewirtschaft auf einen Blick. URL: http://www.franchiseverband.com/deutscher-franchiseverband/presse/franchise-statistiken/ (zugegriffen am 05. Mai 2014)

Franchise Direct (2014): Top 100 Franchises - 2014 Rankings., URL: http://www.franchisedirect.com/top100globalfranchises/rankings/ (zugegriffen am 28. April 2014)

Franchise-Monitor (2014): Eckdaten der deutschen Franchise-Wirtschaft., URL: http://franchisemonitor.de/trends-und-statistik/eckdaten-derdeutschen-franchise-wirtschaft/ (zugegriffen am 05. Mai 2014)

Franchise Welt (2014): Dienstleistungsfranchising. Was ist Dienstleistungsfranchising? URL: http://franchise-welt.com/ dienstleistungsfranchising (zugegriffen am 24. Juni 2014) NatWest bfa Franchise Survey (2007)

http://www.natwest.com/business02. asp?id=BUSINESS/DAY_TO_DAY/ INDUSTRY_AND_COMMUNITY_SERVICES/FRANCH ISING/ NATWEST_BFA_SURVEY Aufrufdatum: 17.06.2014

PROMEDICA GROUP 2014: http://franchise.promedicaplus.de, Aufrufdatum: 08.07.2014

10 Anhang

Beschaffungsvorteile bezüglich:	Erprobtes Konzept	Etablierte Marke	Vertragliche Konzeption	Multiplikation in die Fläche
Finanz-Ressourcen	• Extrapolation erwarteter Performance durch bestehenden Businessplan und Kennzahlen von Pilotbetrieben/ anderen FN (Gewinne) • Bessere Kapitalbedarfsabschätzung • Beschaffungskostenminimierung durch Ratingleihe des FG und Signalisierung geringerer Risiken	• Vertrauensvorschuss bei Beschaffung • Risikoabschätzung bei Tilgung durch Signalisierung von Kennzahlen • (Marktanteil, Bekanntheitsgrad)	• Durchgriff des FG auf FN • Kontrolle und Sanktionsmöglichkeiten minimier en Risiko für Kapitalgeber	• Möglichkeit von Rahmenverträgen • Economies of Sale
Physische Ressourcen	• Bestehende Lieferanten und Abnehmerbeziehungen • Kenntnis von Beschaffungskosten und Volumina	• Vertrauensvorschuss bei Beschaffung • Einheitliche Kennzeichnung des Leistungs- Programm s	• Möglichkeit des Zentraleinkaufs über den FG	• Möglichkeit von Rahmenverträgen • Economies of Sale
Human-Ressourcen (Prozesskenntnisse, Geschäfts-Know-how, Wissensmanagement)	• Kodifikation und Realisierung von Erfahrungskurve n-effekten ·Effiziente Prozesse • Geschäfts-Knowhow • Übertragung und Vermittlung von tacitem Wissen in Schulungen	• Kommunikationseffizienz durch eine einheitliche Corporate Identity und Kultur über Signalisierungsfunktion der Marke • Höhere Attraktivität für Personal	• Regelung von bestimmten Informations- und Austauschpflichten führt zur Kodifikation relevanter Informationen	• Erfahrungsaustausch der FN untereinander • Aggregation der Erfahrungen in der Systemzentrale, Aufbereitung und Distribution zurück in die Fläche

Tabelle: Potenzielle Beschaffungsvorteile eines FN aus Ressourcensicht

Quelle: Ahlert et al., 2005, S. 30

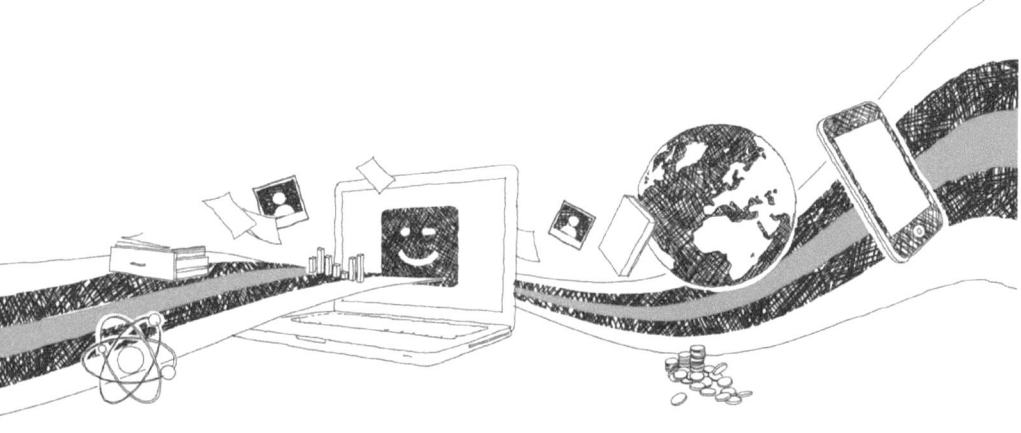
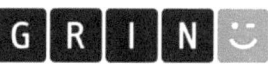